公众卫生应急技能手册

重庆市卫生健康委员会　组织编写

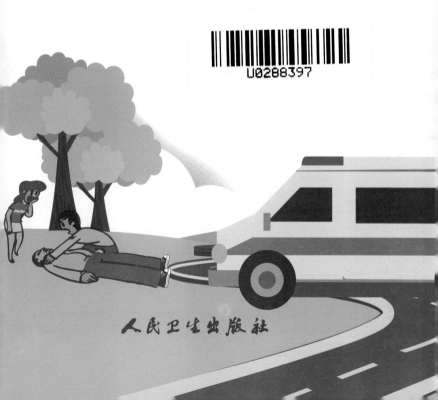

人民卫生出版社

图书在版编目（CIP）数据

公众卫生应急技能手册 / 重庆市卫生健康委员会组织编写 . —北京：人民卫生出版社，2019

ISBN 978-7-117-29236-8

I . ①公… II . ①重… III . ①急救 – 手册 IV.①R459.7-62

中国版本图书馆 CIP 数据核字（2019）第 252151 号

| 人卫智网 | www.ipmph.com | 医学教育、学术、考试、健康，购书智慧智能综合服务平台 |
| 人卫官网 | www.pmph.com | 人卫官方资讯发布平台 |

公众卫生应急技能手册

组织编写： 重庆市卫生健康委员会
出版发行： 人民卫生出版社（中继线 010-59780011）
地　　址： 北京市朝阳区潘家园南里 19 号
邮　　编： 100021
E - mail： pmph @ pmph.com
购书热线： 010-59787592　010-59787584　010-65264830
印　　刷： 三河市潮河印业有限公司
经　　销： 新华书店
开　　本： 787 × 1092　1/32　印张：2.5
字　　数： 48 千字
版　　次： 2019 年 12 月第 1 版　2019 年 12 月第 1 版第 1 次印刷
标准书号： ISBN 978-7-117-29236-8
定　　价： 16.00 元

打击盗版举报电话：010-59787491　E-mail：WQ @ pmph.com
质量问题联系电话：010-59787234　E-mail：zhiliang @ pmph.com

编委会

前　言

　　当意外伤害或急危重症突然发生时，专业医疗队伍到达患者身边实施医疗救援将会有一个过程，等待专业救援到达的时间段，正是拯救生命的关键时间！因此，公众需要具备一定的卫生应急技能，有效利用"黄金救命时间"开展自救互救，为专业医疗救援争取时间。

　　我国高度重视公众卫生应急知识和技能的普及、提升。习近平总书记明确提出要"弘扬生命至上、安全第一的思想""实施健康中国战略""提高广大群众防灾避险意识和自救互救能力"，《"健康中国 2030"规划》《健康中国行动（2019—2030 年）》也明确要求提升全民自救互救能力。重庆市卫生健康委深入贯彻落实党的十九大精神，以习近平新时代中国特色社会主义思想为指导，扎实推进健康中国战略重庆实践，准确把握新时代卫生应急工作的新要求、新定位，全面启动"公众卫生应急技能提升行动"，统一公众卫生应急技能培训教材、培训师资、培训基地、考核标准，持续、系统、科学地推动公众自救互救知识和技能的提升。

　　为了提升公众卫生应急技能培训的科学性、规范性、同质性，重庆市卫生健康委组织全市急救相关领域专家，针对公众日常生活和工作中容易遇到的各类突发疾病、伤害,编写了《公众卫生应急技能培训教程》《公众卫生应急技能手册》,其中将公众必须掌握的卫生应急技能确定为14项:即正确拨打120急救电话、基本诊断技能、心肺复苏、气道异物梗阻解除术、止血技术、头部伤包扎技术、四肢伤包扎技术、胸部伤包扎技术、腹部伤包扎技术、骨折固定技术、关节脱位与扭伤的处理、患者的转运技术、意外伤害应对和常见急症处理。同时,为了保证公众学习效果,编制了与之配套的教学视频,形成了一套通俗易懂的培训和科普资料。

各位参与编写的专家在本职工作比较繁忙的情况下,查阅和收集大量资料,并针对适应人群的特点进行充分讨论,付出了很多心血和智慧。在此,谨对全体参编专家和同志们的辛勤付出和不懈努力表示衷心的感谢和诚挚的敬意!

重庆市卫生健康委员会

2019 年 9 月

目　录

第一章　卫生应急基本知识 …………………………… 1

一、现场急救的原则 …………………………… 1

二、现场救护的程序 …………………………… 1

三、批量患者救护的快速检伤 ………………… 4

四、正确拨打120急救电话（技能1）………… 5

第二章　基本诊断技能（技能2）……………………… 7

一、意识状态评估 ……………………………… 7

二、体温测量 …………………………………… 7

三、脉搏测量 …………………………………… 8

四、呼吸测量 …………………………………… 9

五、血压测量 …………………………………… 9

第三章　心肺复苏（技能3）…………………………… 11

一、成人心肺复苏流程图 ……………………… 11

二、自动体外除颤器（AED）………………… 12

三、气道异物梗阻解除术（技能4）…………… 13

第四章　创伤急救技术 ………………………………… 23

一、概述 ………………………………………… 23

二、止血技术（技能5）………………………… 25

三、包扎技术（技能 6~9）……………31

四、骨折固定技术（技能 10）…………44

五、关节脱位与扭伤的处理（技能 11）………51

六、患者的转运技术（技能 12）…………51

第五章　意外伤害应对（技能 13）……………59

一、淹溺……………59

二、电击伤……………60

三、犬咬伤……………60

四、蛇咬伤……………61

五、烧烫伤……………61

六、急性中毒……………62

第六章　常见急症处理（技能 14）……………65

一、高危头痛……………65

二、晕厥……………65

三、胸痛……………66

四、抽搐……………67

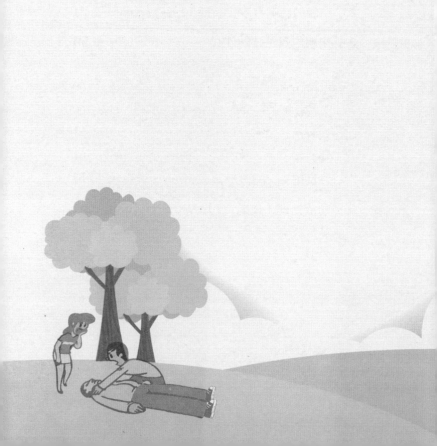

第一章
卫生应急基本知识

一、现场急救的原则

1. 环境安全
2. 自我防护
3. 快速评估
4. 合理救治
5. 心理支持
6. 现场协作

二、现场救护的程序

应急救护时,要在环境安全的条件下,迅速、有序地对患者进行检查和采取相应的救护措施(即 D.R.-A.B.C.D.E. 程序)。

1. 评估环境安全（danger）

2. 初步检查和评估伤（病）情

（1）检查反应（response）

（2）检查气道（airway）

（3）检查呼吸（breathing）

（4）检查循环（circulation）

（5）检查清醒程度（disability）

1）完全清醒（A 级）

2）对声音有反应（V 级）

3）对疼痛有反应（P 级）

4）完全无反应（U 级）

（6）充分暴露检查伤情（exposure）

3. 紧急呼救

4. 现场基本急救

附：现场救护流程图

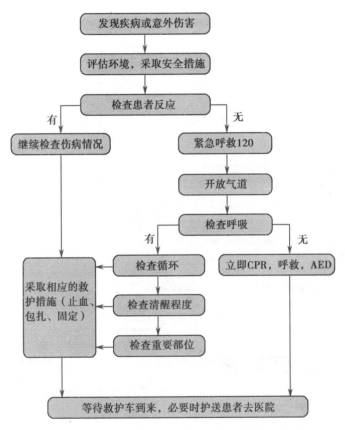

注：CPR 是指心肺复苏；AED 是指自动体外除颤器。

三、批量患者救护的快速检伤

简明检伤分类法：简明检伤分类法适用于初步检伤，可将患者快速分类。此法分 A、B、C、D 四步完成。

A 步骤——行动能力检查（ambulation）。

B 步骤——呼吸检查（breathing）。

C 步骤——循环检查（circulation）。

D 步骤——意识状态检查（disability）。

附：简明检伤分类法流程图

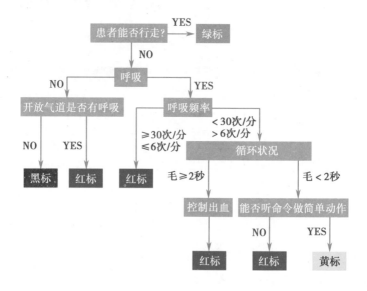

注:"毛"是指毛细血管充盈时间。

红标:第一优先,危重伤;

黄标:第二优先,重伤;

绿标:第三优先,轻伤;

黑标:死亡,致命伤。

四、正确拨打 120 急救电话(技能 1)

1. 拨通 120 急救电话。

2. 报告需急救患者所处的准确位置。

扫一扫　跟我学

正确拨打 120
急救电话

3. 报告发生了什么事件,如心脏病或交通事故等。

4. 报告患者的人数,患者的一般情况。

5. 报告已给予患者何种急救措施。

6. 必要时在接线员的指导下对患者进行初步的处理。

7. 留下有效的电话号码,以便后续联系。

8. 征得对方的同意方能挂断电话。

附：拨打 120 流程图

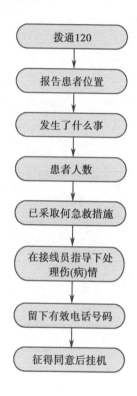

拨通120

↓

报告患者位置

↓

发生了什么事

↓

患者人数

↓

已采取何急救措施

↓

在接线员指导下处理伤(病)情

↓

留下有效电话号码

↓

征得同意后挂机

第二章
基本诊断技能（技能2）

一、意识状态评估

意识状态分级（AVPU）：

A 级—完全清醒（位置感明确且服从指令）。

V 级—对声音有反应（呼之能应）。

P 级—对疼痛有反应（捏耳垂能感觉疼痛）。

U 级—无任何反应。

二、体温测量

1. 检查方法

(1)测温前先检查体温计汞柱端有无破损。

(2)检查水银柱是否在 35℃以下。

(3)将腋窝擦干。

(4)将体温计汞柱端放于腋窝中央顶部，紧贴皮肤，用上臂夹紧。

(5)10 分钟后取出并读数。

2. 正常值　腋下温度 36~37℃。

三、脉搏测量

1. 检查方法

(1)将食指、中指、无名指并拢,指腹平放于被测者手腕外侧桡动脉处,手指施压以清楚触到脉搏为宜。

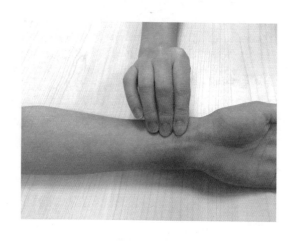

(2)当患者血压较低时,桡动脉搏动触诊较困难,可以触诊颈动脉,其位置在喉结旁开两横指处。

(3)正常脉搏一般测半分钟,测得脉搏数值再乘以 2 即为每分钟脉搏的次数。异常脉搏至少要测一分钟。

2. 正常值　正常成人在安静状态下脉率为 60~100 次 / 分;老年人 55~60 次 / 分;儿童约 90 次 / 分;婴幼儿

可达 130 次 / 分。

四、呼吸测量

1. 检查方法　观察患者胸或腹部起伏,一起一伏为一次呼吸,正常呼吸一般测半分钟,再乘以 2 即为每分钟呼吸的次数。异常呼吸至少要测一分钟。

2. 正常值　成人呼吸频率 16~20 次 / 分;儿童呼吸频率 30~40 次 / 分。女性以胸式呼吸为主;男性以腹式呼吸为主。

五、血压测量

1. 检查方法(腕式血压计)

(1)测量前稍事休息,保持平静。

(2)将血压计套在左手腕上,屏幕朝内,距离手腕关节约 1~2cm。

(3)松紧适度,可伸进一只手指即可。

(4)保持坐姿,将血压计与心脏同一水平,手掌微合,按下开关。

(5)测量时尽量保持静止,不要说话,否则会影响测量效果。

2. 正常值　成人血压 90~140/60~90mmHg。

第三章
心肺复苏（技能3）

一、成人心肺复苏流程图

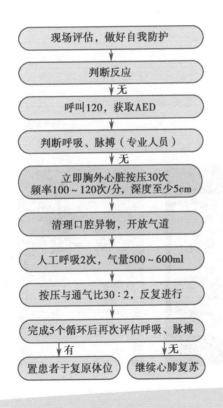

现场评估，做好自我防护

↓

判断反应

↓无

呼叫120，获取AED

↓

判断呼吸、脉搏（专业人员）

↓无

立即胸外心脏按压30次
频率100~120次/分，深度至少5cm

↓

清理口腔异物，开放气道

↓

人工呼吸2次，气量500~600ml

↓

按压与通气比30:2，反复进行

↓

完成5个循环后再次评估呼吸、脉搏

↓有 ↓无

置患者于复原体位　继续心肺复苏

扫一扫　跟我学

心肺复苏＋自动
体外除颤器（AED）
的使用

二、自动体外除颤器（AED）

使用方法：

1. 打开电源开关，按语音提示进行操作。

2. 按图示粘贴电极片，前位电极粘贴于患者右侧锁骨下胸骨右缘；侧位电极置于患者左侧第5肋间腋前线之后。

3. 自动分析心律，此时救护者与旁观者均应离开患者，并确保没有任何人与患者接触。

4. 实施除颤　得到除颤器的除颤指令后，等待充电，操作者需要做的唯一操作就是按下除颤器的"电击"键，在按电击键之前，一定要令患者周围的人员"离开患者"（包括自己）。

5. 电击以后，立即以30∶2的比例开始心肺复苏2分钟，然后再次评估患者心律情况。

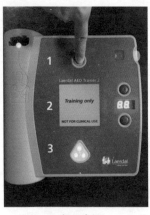

1. 打开电源

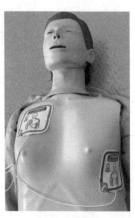

2. 贴上电极

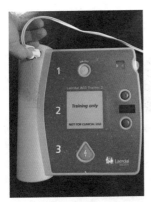

3. 插上插头

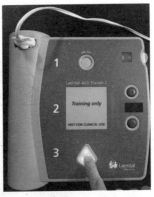

4. 按下电击键

三、气道异物梗阻解除术(技能4)

气道异物梗阻是一种急症,如不及时处理,数分钟内即可导致窒息甚至死亡。

扫一扫　跟我学

气道异物梗阻
解除术

(一) 气道异物梗阻的识别

1. 突然的剧烈呛咳、反射性呕吐、声音嘶哑。

2. 呼吸困难、发绀。

3. "V"字形呼救手势。

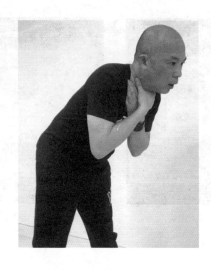

(二) 气道异物梗阻急救方法

1. 背部叩击法

(1)成人及儿童

1)救助者站到患者一边,稍靠近患者身后。

2)用一只手支撑胸部,扶住患者,让患者身体前倾,头稍向上抬起,保持气道畅通。

3)用另一只手的掌根部在两肩胛骨之间进行5次大力叩击。

4)背部叩击法最多叩击5次,但如果通过叩击减轻梗阻,不一定每次都要叩击满5次。

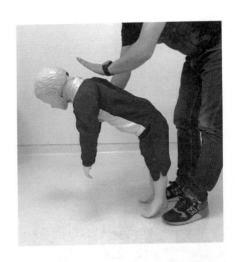

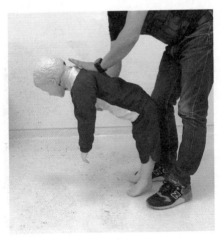

（2）婴儿

1）急救者采取坐位。

2）将患儿俯卧位置于前臂上，前臂放于大腿上，用手掌托住患儿下颌并固定头部，保持头低位。

3）用另一只手的掌根部在婴儿背部肩胛骨之间用力叩击 5 次。

4）拍背后将空闲的手放于婴儿背部，手指托住其头颈部，小心地将婴儿翻转过来，使其仰卧于另一只手的前臂上，前臂置于大腿上，仍维持头低位。实施 5 次快速胸部冲压，位置在婴儿胸部中央、乳线正下方。

5）如能看到患儿口或鼻中异物，可将其取出；不能看到异物，则继续重复上述动作，直到异物排出。

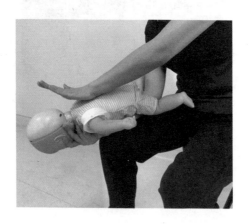

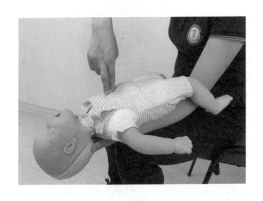

2. 腹部冲击法

(1) 自救腹部冲击法

1) 本人可一手握拳,用拳头拇指侧顶住腹部脐上两横指处。

2) 另一手握紧此拳头,用力快速向内、向上冲击腹部5次。

3) 也可将上腹部抵压在一个硬质的物体上,连续向内、向上用力冲击腹部5次,重复若干组,直到把气道内异物排出为止。

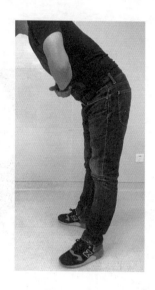

　　(2)互救腹部冲击法(海姆立克法):适用于意识清醒,伴严重呼吸道梗阻症状,5 次背部叩击法不能解除气道梗阻的患者。

　　1)患者站立或坐位。

　　2)救助者站在患者身后,以前腿弓、后腿蹬的姿势站稳,双臂环抱患者腰部,令患者弯腰,身体略前倾。

　　3)救助者一手握拳,拇指侧紧抵患者腹部脐上两横指处,用另一只手握紧此拳头,快速向内、向上冲击腹部 5 次,如此反复冲击直到把异物排出。

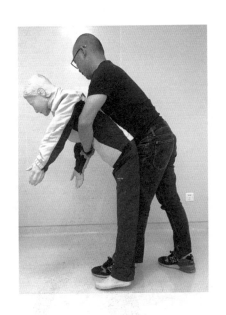

3. 胸部冲击法

(1)救助者站在患者的背后,双臂经患者腋下环抱患者胸部。

(2)一只手握拳,拇指侧放在胸骨中部,避开肋骨缘及剑突。

(3)另一只手握住拳头,向内、向上冲击5次,直至把异物排出。

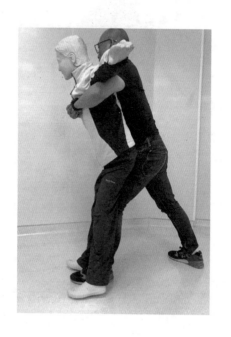

　　4. 胸部按压法　　适用于无意识或在腹部冲击时发生意识丧失的气道梗阻患者。操作方法同成人心肺复苏。

附:气道异物梗阻现场急救流程图

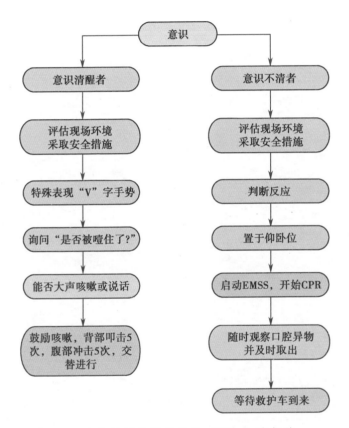

注:EMSS:急救医疗服务系统;CPR:心肺复苏。

第四章
创伤急救技术

一、概述

(一) 救护目的

创伤急救的目的是争取在最佳时机、最佳地点,因地制宜、就地取材,尽最大努力去救护更多的患者。

1. 维持生命。

2. 减少出血。

3. 保护伤口。

4. 固定骨折。

5. 防止并发症及伤势恶化。

6. 快速转运。

(二) 急救原则

1. 树立整体意识,重点、全面了解伤情,避免遗漏,注意保护自身和患者的安全。

2. 坚持"救命第一,保存器官、肢体第二,维护功能第三"原则。

3. 操作迅速准确,动作轻巧,防止损伤加重,关心体贴患者。

4. 尽可能佩戴个人防护用品,如手套、口罩、护目镜等。

5. 现场只需要尽快处理危及生命的伤情,如止住大出血、保持呼吸道通畅等。

6. 若患者情况允许转运,需尽快将其送往就近医院治疗。

(三) 现场患者的初步检查

在处理了危及生命的伤情(活动性出血、呼吸道梗阻等)后,应立即、迅速地检查其头、胸、腹是否有致命伤(2分钟完成)。

检查方法:

1. 检查患者意识(AVPU)。

2. 检查患者气道及呼吸情况。

3. 检查患者循环情况。观察有无休克、脉搏消失、心跳骤停、大量出血等情况。

4. 检查患者是否存在脊柱损伤。检查时不可移动患者,如有可疑颈椎损伤,应固定颈部。

5. 按从头到脚、从躯干到四肢的顺序,进行快速全身检查,要迅速、仔细,发现异常情况立即处理。如患者清醒,言语清晰,可通过患者的描述进行重点检查,以节约时间。

6. 初步检查后,对患者整体伤情给出判断,有利于后续救治和转运,防止发生"二次损伤"和伤病加重。

二、止血技术(技能5)

(一) 指压止血法

1. 颈部出血　用大拇指将同侧气管外侧与胸锁乳突肌前。

2. 缘中点强烈搏动的颈总动脉向后、向内压向颈椎。

扫一扫　跟我学

止血技术

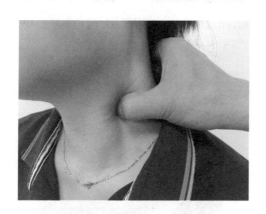

3. 前臂出血　用拇指压迫上臂肱二头肌内侧的肱动脉于肱骨上。

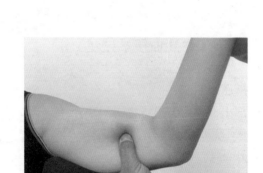

4. 下肢出血　两拇指重叠用力压迫大腿根部腹股沟的股动脉搏动处。

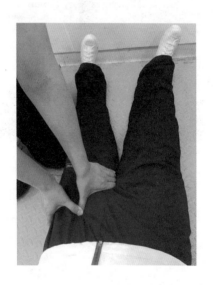

（二）加压包扎止血法

操作法：

1. 患者卧位，抬高患者伤肢（骨折除外）。

2. 检查伤口有无异物。

3. 如无异物，用敷料覆盖伤口，敷料要超过伤口至少3cm，如果敷料已被血液浸湿，再加上另一敷料。

4. 用手施加压力直接压迫。

5. 用绷带（或三角巾）环绕敷料加压包扎。

6. 包扎后需检查肢体末端血液循环，如发现包扎过紧影响血液循环，应重新包扎。

（三）止血带绞棒止血法

1. 将三角巾或其他布料折叠成约5cm宽的平整的条状带。

2. 上肢在上臂的上1/3处（下肢在大腿的中上部）垫好衬垫。

3. 用折叠好的条状带在衬垫上加压绕肢体一周，两端向前拉紧，打一个活结。

4. 将一绞棒（如铅笔、筷子、勺把、木棍等）插入活结的外圈内，然后提起绞棒旋转至止住出血为度。

5. 将棒的一端插入活结内拉紧固定。

6. 检查止血效果。

7. 在明显的部位加上时间标记，注明结扎止血带的时间。

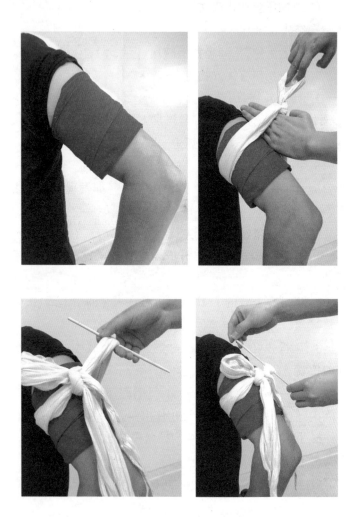

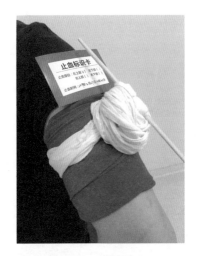

(四) 内出血的判断与应急处理

内出血可由外伤引起,也可由非外伤引起。严重的内出血可导致失血性(低血容性)休克。重要器官内因积血而受到压迫会危及生命。

1. 可疑内出血的一般判断

(1)患者面色苍白,皮肤出现发绀。

(2)口渴、手足湿冷,全身出冷汗。

(3)脉搏快而弱,呼吸急促。

(4)烦躁不安或表情淡漠,甚至意识不清。

(5)发生过外伤或有相关疾病史。

(6)体表未见到出血。

2. 可疑内出血应急救护措施

(1)拨打急救电话或立即送患者去就近有条件的医院。

（2）患者出现休克症状时，应立即采取抗休克的措施。

（3）在急救车到来前，应密切观察患者的呼吸和脉搏，保持气道通畅。

附：出血救护流程图

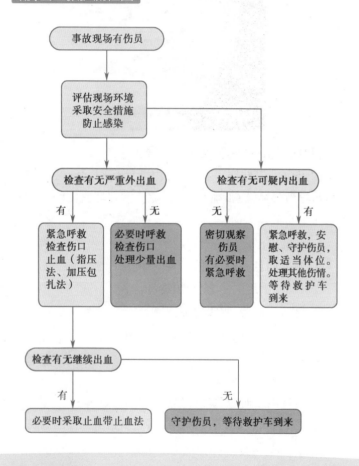

三、包扎技术(技能 6~9)

1. 绷带包扎法(技能 6)

(1)环形法:此法是绷带包扎中最常用的,适用于肢体粗细较均匀处伤口的包扎。

扫一扫 跟我学

绷带包扎技术

1)用无菌或干净的敷料覆盖伤口,固定敷料。

2)将绷带打开,一端稍作斜状环绕第一圈,将第一圈斜出一角压入环形圈内,环绕第二圈。

3)加压绕肢体环形缠绕 4~5 层,每圈盖住前一圈,绷带缠绕范围要超出敷料边缘。

4)最后用胶布粘贴固定,或将绷带尾端剪成双头布条,打结固定。

(2)螺旋包扎:适用于粗细相等的肢体、躯干部位的包扎。

1)用无菌的或干净的敷料覆盖伤口。

2)先环形缠绕两圈。

3)从第三圈开始,环绕时压住前一圈的 1/2 或 1/3。

4)最后环形包扎两圈,再用胶布粘贴固定。

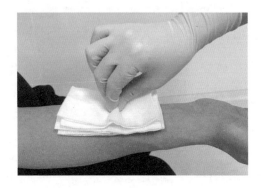

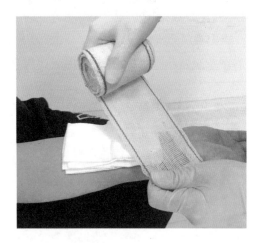

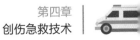

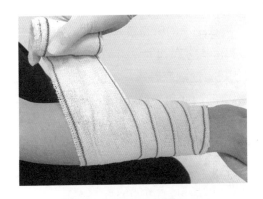

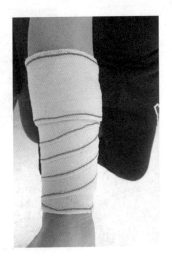

2. 三角巾包扎

（1）头顶帽式包扎（技能 7）

1）用无菌或干净的敷料覆盖伤口。

2）将三角巾的底边折叠 1~2 横指宽，边缘置于患者前额齐眉处，顶角向后。

3）三角巾的两底角经两耳上方拉向头后部枕骨下方交叉并压住顶角。

4）再绕回前额齐眉打结。

5）拉紧顶角，折叠后塞入头后部交叉处内。

扫一扫　跟我学

头顶帽式包扎

（2）单肩部包扎

1）用无菌或干净的敷料覆盖伤口。

2）三角巾折叠成燕尾式，燕尾夹角约 90°，放于肩上。

3）燕尾夹角对准伤侧颈部。

4）燕尾底边两角包绕上臂上部并打结固定。

5）拉紧两燕尾角，分别经胸、背部至对侧腋前或腋后线处打结。

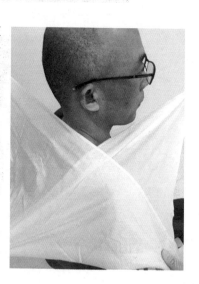

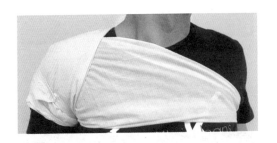

（3）手足包扎

1）用无菌或干净的敷料覆盖伤口。

2）展开三角巾,顶角对向手指或足趾尖。

3）手掌或足平放在三角巾的中央,指缝或趾缝间插入敷料。

4）将顶角折回,盖于手背或足背,两底角分别围绕到手背或足背交叉。

5）再在腕部或踝部围绕一圈后,在腕部背侧或踝部前方打结。

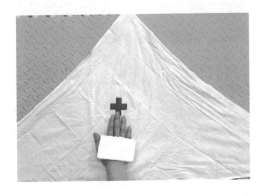

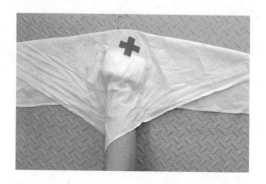

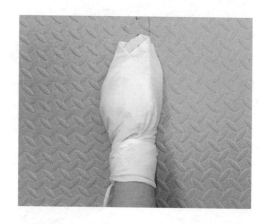

（4）悬臂带

1）小悬臂带：用于上臂骨折及上臂、肩关节损伤。

A. 三角巾折叠成适当宽的条带。

B. 中央放在前臂的下 1/3 处或腕部。

C. 一底角放于健侧肩上，另一底角放于伤侧肩上。

D. 两底角绕颈在颈侧方打结。

E. 将前臂悬吊于胸前。

2）大悬臂带：用于前臂、肘关节等的损伤。

A. 三角巾顶角对着伤肢肘关节，一底角置于健侧胸部过肩于背后。

B. 伤臂屈肘（功能位）放于三角巾中部。

C. 另一底角包绕伤臂反折至伤侧肩部。

D. 两底角在颈侧方打结，顶角向肘部反折掖入肘部。

E. 将前臂悬吊于胸前。

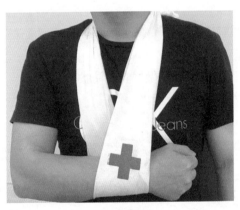

小悬臂带

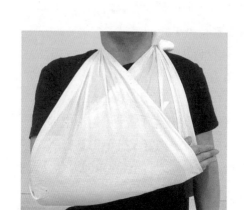

大悬臂带

(5)断肢或断指(趾)

1)患者的处理

A.评估环境安全,做好自我防护。

B.立即启动 EMSS。

C.患者取坐位或平卧。

D.迅速用大块敷料或干净的毛巾、手帕覆盖伤口,并用三角巾或绷带加压包扎伤口。

E.如出血多,加压包扎未达到止血效果,可用止血带止血。

F.临时固定伤肢,如上肢离断采用大悬臂带悬吊伤肢,随时观察患者生命体征。

2）离断肢体的处理

A. 将离断肢体用干净的敷料或布包裹，也可装入塑料袋中再包裹，将包裹好的断肢放入塑料袋中密封。

B. 再放入装有冰块的塑料袋中，交给医务人员。

C. 断肢不能直接放入水中、冰中，也不能用酒精浸泡，应将断肢放入 2~3℃的环境中。

（6）开放性气胸（技能 8）

1）主要表现：胸壁有伤口，胸膜腔与外界相通，空气可自由进出，胸膜腔负压消失，伤侧肺压缩。患者表现为气促、呼吸困难，严重者出现休克。

扫一扫　跟我学

胸部伤包扎技术

2）救护原则

A. 评估环境安全，做好自我防护。

B. 立即启动 EMSS。

C. 患者无昏迷、休克取半卧位。

D. 简单包扎或三边封固包扎。

E. 观察患者意识、呼吸、脉搏、保持呼吸道通畅。

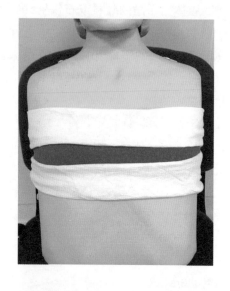

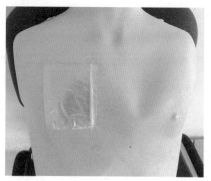

（7）腹腔脏器脱出（技能 9）

救护原则

1）评估环境安全，做好自我防护。

2）立即启动 EMSS。

3）患者取仰卧屈膝位。

4）可用保鲜膜或干净湿敷料覆盖外

溢的肠管。

扫一扫　跟我学

腹部伤包扎技术

5）用三角巾或代用品做环形圈环绕肠管。

6）选大小合适的容器扣在环形圈上方。

7）三角巾折叠成宽带绕腹固定脏器，并在健侧腹侧方打结。

8）三角巾全腹包扎。

9）患者双膝间加衬垫，固定双膝，膝下垫软垫。

10）观察患者意识、呼吸、脉搏，保持呼吸道通畅。

3. 特殊伤情处理

（1）颅内血肿

1）主要表现：剧烈头疼、恶心、呕吐、嗜睡、昏迷等。

2）救护原则

A. 评估环境安全，做好自我防护。

B. 立即启动 EMSS。

C. 患者取平卧位。

D. 检查意识、气道、呼吸、脉搏。

E. 对昏迷患者要迅速清除其口鼻异物，头偏向一侧，防止呕吐物误吸，以保持呼吸道通畅。

F. 若呼吸、心跳骤停者，立即进行 CPR。

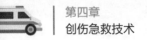

G. 若伴有头部外伤,迅速包扎伤口。

H. 若疑似有脊柱损伤时,按脊柱损伤处理。

(2)颅底骨折

1)主要表现:患者可有皮下出血(眼睑皮下瘀斑,颈枕区皮下瘀斑),鼻腔、口腔、外耳道流出血性脑脊液(耳鼻漏),严重者可有脑神经损伤的相应表现。

2)救护原则

A. 评估环境安全,做好自我防护。

B. 立即启动 EMSS。

C. 患者平卧,头部略抬高。

D. 检查意识、气道、呼吸、脉搏。

E. 严禁擤鼻涕,切勿冲洗和填塞耳道、鼻孔。

F. 将头偏向患侧,充分引流,保持呼吸道通畅。

(3)开放性颅脑损伤

1)主要表现:指伤处硬脑膜破裂,脑组织与外界相通并可从较大的伤口中膨出,常伴有伤口严重出血、休克、严重者危及生命。

2)救护原则

A. 评估环境安全,做好自我防护。

B. 立即启动 EMSS。

C. 患者平卧,头部略抬高。

D. 迅速止血,膨出的脑组织可用保鲜膜或塑料袋、清洁敷料覆盖,不要压迫,将外套环成圈,用帽式包扎法包扎头部。

附:伤口包扎流程图

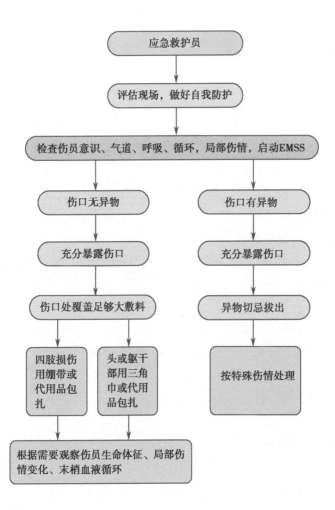

应急救护员

↓

评估现场,做好自我防护

↓

检查伤员意识、气道、呼吸、循环,局部伤情,启动EMSS

↓

伤口无异物 / 伤口有异物

充分暴露伤口 / 充分暴露伤口

伤口处覆盖足够大敷料 / 异物切忌拔出

四肢损伤用绷带或代用品包扎 / 头或躯干部用三角巾或代用品包扎 / 按特殊伤情处理

根据需要观察伤员生命体征、局部伤情变化、末梢血液循环

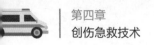
四、骨折固定技术(技能 10)

(一)上肢骨折

1. 上臂骨折

(1)夹板固定

1)夹板放于上臂外侧,从肘部到肩部。

2)肢体与夹板之间放衬垫。

3)用绷带或三角巾固定骨折部位的上下两端,屈肘位于小悬臂带悬吊前臂。

4)指端露出,检查末梢血液循环。

(2)躯干固定:现场无夹板或其他可利用物时,可将伤肢固定于躯干。

1)患者屈肘位,大悬臂带悬吊伤肢。

2)伤肢与躯干之间加衬垫。

3)用宽带(超骨折上下两端)将伤肢固定于躯干。

4)检查末梢血液循环。

2. 前臂骨折

(1)夹板固定

1)用两块夹板固定。

2)将夹板分别置于前臂的内外两侧,加垫用三角巾或绷带捆绑固定。

3）屈肘位大悬臂带将伤肢悬吊于胸前。

4）指端露出，检查末梢血液循环及运动感觉。

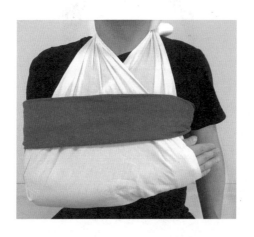

（2）躯干固定：用三角巾托起伤肢，然后将伤肢固定于躯干（方法同上臂骨折）。

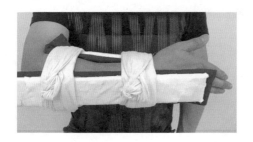

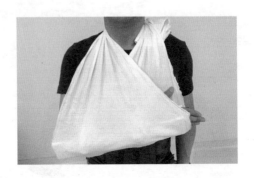

（二）下肢骨折

1. 大腿骨折

（1）夹板固定

1）两块夹板，一块长夹板从伤侧腋窝到外踝，一块短夹板从大腿根内侧到内踝。

2）在腋下、膝关节、踝关节骨突部放棉垫保护，空隙处用柔软物品填实。

3）用 7 条宽带固定。依次固定骨折上下两端，然后固定腋下、腰部、髋部、小腿、踝部。

4）如只有一块夹板，则放于伤腿外侧，从腋下到外踝。

5）内侧夹板用健肢代替，两下肢之间加衬垫，固定方法同上。

6）"8"字法固定脚踝，将宽带置于踝部，环绕足背交叉，再经足底中部回至足背，在两足背间打结。

7）趾端露出，检查末梢血液循环及运动感觉。

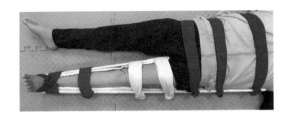

（2）健肢固定

1）可选用四条宽带,如三角巾、绷带、布带等自健侧肢体膝下、踝下穿入,将双下肢固定在一起。

2）两膝、两踝及两腿间隙之间垫好衬垫,依次固定骨折上下两端、小腿、踝部,固定带的结打在健侧肢体外侧。

3）"8"字法固定脚踝。

4）趾端露出,检查末梢血液循环及运动感觉。

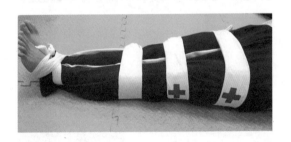

2. 小腿骨折

（1）夹板固定

1）两块夹板,长夹板从伤侧髋关节到外踝,短夹板从大腿根内侧到内踝。

2）分别放于伤肢的外侧及内侧。

3）在膝关节、踝关节骨突部位放衬垫保护,空隙处用柔软物品填实。

4）宽带固定,先固定骨折上下两端,然后固定髋部、大腿。

5）"8"字法固定脚踝。

6）趾端露出,检查末梢血液循环及运动感觉。

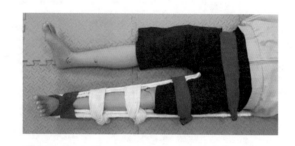

（2）健肢固定:健肢固定与大腿固定相同,可用四条宽带,如三角巾、绷带、布带等固定,先固定骨折上、下两端,然后固定大腿,踝关节处用"8"字法固定。

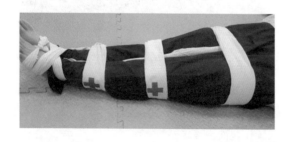

（三）骨盆骨折

救护原则：

1. 评估环境安全，做好自我防护。

2. 立即启动 EMSS。

3. 患者取仰卧位。

4. 用三角巾或代用品（衣服、床单、桌布等）自患者腰下插入后向下捆至臀部。

5. 将患者双下肢屈曲，膝间加衬垫，固定双膝。

6. 三角巾由后向前包绕臀部捆扎紧，在下腹部打结固定。

7. 膝下垫软垫。

8. 随时观察患者生命体征。

9. 评估环境安全，做好自我防护。

10. 立即启动 EMSS。

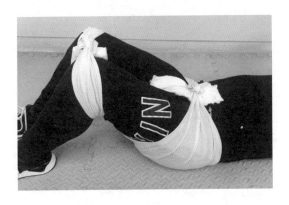

附：骨折固定流程图

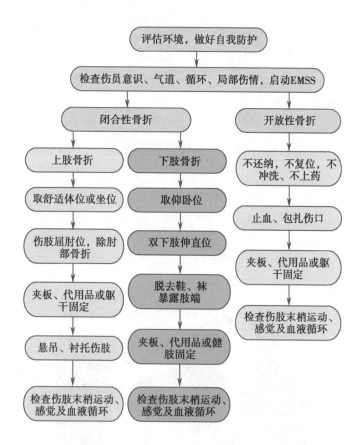

评估环境，做好自我防护

检查伤员意识、气道、循环、局部伤情，启动EMSS

闭合性骨折

开放性骨折

上肢骨折

下肢骨折

不还纳，不复位，不冲洗、不上药

取舒适体位或坐位

取仰卧位

止血、包扎伤口

伤肢屈肘位，除肘部骨折

双下肢伸直位

夹板、代用品或躯干固定

夹板、代用品或躯干固定

脱去鞋、袜暴露肢端

检查伤肢末梢运动、感觉及血液循环

悬吊、衬托伤肢

夹板、代用品或健肢固定

检查伤肢末梢运动、感觉及血液循环

检查伤肢末梢运动、感觉及血液循环

五、关节脱位与扭伤的处理（技能 11）

救护原则：

1. 扶患者坐下或躺下，尽量舒适。

2. 不要随意搬动或揉受伤部位，以免加重损伤。

3. 用毛巾浸冷水或用冰袋冷敷肿胀处 30 分钟左右，可减轻肿胀。

扫一扫　跟我学

关节脱位与
扭伤的处理

4. 按骨折固定的方法固定伤处。在肿胀处可用厚布垫包裹，用绷带或三角巾包扎固定时应尽量宽松。

5. 在可能的情况下，垫高伤肢，有利于缓解肿胀。

6. 每隔 10 分钟检查一次伤肢远端血液循环，若循环不好，应及时调整包扎。

7. 尽快送患者到医院检查治疗，必要时呼叫救护车。

8. 不要喂患者饮食，以免影响可能需要的手术麻醉。

六、患者的转运技术（技能 12）

（一）徒手搬运

1. 单人徒手搬运法　包括扶行法、背负法和爬行法。

（1）扶行法

扫一扫　跟我学

伤员转运技术

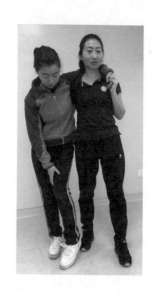

(2)背负法

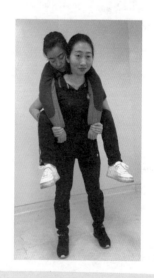

(3)爬行法

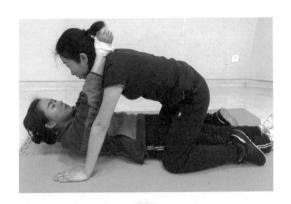

2. 双人徒手搬运法

(1)轿杠式:适用于搬运无脊柱、骨盆及大腿骨折,能用双手或一只手抓紧救助者的患者。

1)两名救助者面对面各自用右手握住自己的左手腕,再用左手握住对方右手腕。

2)救助者蹲下,让患者将两上肢分别(或一侧上肢)放到救助者的颈后(或背后),再坐到相互握紧的手上。

3)两名救助者同时站起,行走时同时迈出外侧的腿,保持步调一致。

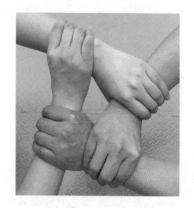

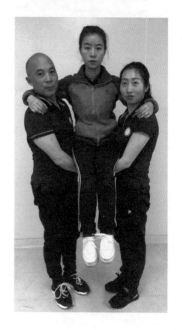

(2)椅托式:适用于搬运无脊柱、骨盆及大腿骨折,清醒但体弱的患者。

1)两名救助者面对面,各自伸出相对的一只手并互相握紧对方手腕。

2)救助者蹲下,让患者坐到相互紧握的两手上,其余两手在患者背后交叉后,抓住患者的腰带。

3)同时站起,行走时同时迈出外侧的腿,保持步调一致。

(3)拉车式(前后扶持法):适用于在狭窄地方搬运无上肢、脊柱、骨盆及下肢骨折的患者,或用于将患者移上椅子、担架。

1)扶患者坐起,将患者的双臂横放于胸前。

2)一名救助者在患者背后蹲下,将双臂从患者腋下伸到胸前,双手抓紧患者前臂。

3)另一名救助者在患者腿旁蹲下,将患者两足交叉,用双手抓紧患者踝部(或用一只手抓紧踝部,腾出另一只手拿急救包)。

4)两名救助者同时站起,一前一后行走。

3. 三人徒手搬运法

1)三名救助者单膝跪在患者一侧,分别在肩部、腰部和膝踝部将双手伸到患者对侧,手掌向上抓住患者。

2)由中间救助者指挥,三人协作,同时用力,保持患者的脊柱为一轴线平稳抬起,放于救助者大腿上。

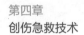

3）救助者协调一致将患者抬起，如将患者放下，可按相反的顺序进行。

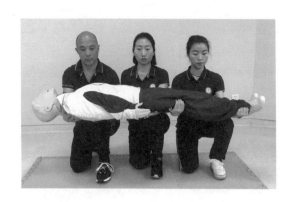

（二）器材搬运

担架是运送患者最常用的工具，对肢体骨折或怀疑脊柱受伤的患者都需使用器材搬运，避免加重损伤。

1. 搬运护送患者的方法

（1）救助者人少没有把握时，不可贸然搬动。

（2）所有救助者要听从一人指挥，协同行动。

（3）救助者从下蹲到站起时，头颈和腰背部要挺直，尽量靠近患者，用大腿的力量站起，不要弯腰，防止腰背部扭伤。

（4）救助者从站立到行走时，脚步要稳，双手抓牢，防止跌倒及滑落患者。

2. 注意事项

（1）先检查患者的伤病是否已得到初步处理，如止血、包扎、骨折固定。

（2）应根据患者的伤病情况和现场条件，选择适当的搬运和护送方法。

（3）对脊柱损伤（或怀疑损伤）的患者不可让患者自行行走，要始终保持其脊柱为一轴线，防止脊髓损伤。转运要用硬担架。

（4）必须将患者固定在担架上，以防途中滑落，一般应头略高于脚，行进时患者头在后，以便观察。

（5）护送途中应密切观察患者神志、呼吸、脉搏以及出血等伤病的变化，如发生紧急情况应立即处理。

附：特殊伤现场处理流程图

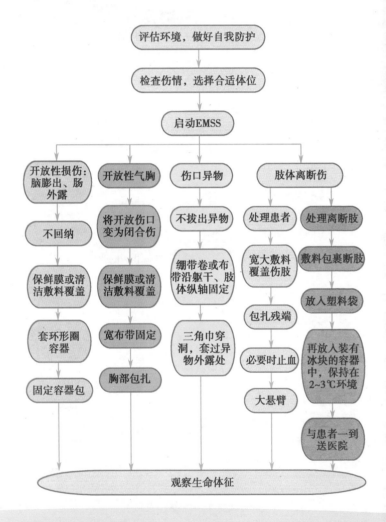

评估环境，做好自我防护

↓

检查伤情，选择合适体位

↓

启动EMSS

开放性损伤：脑膨出、肠外露
↓
不回纳
↓
保鲜膜或清洁敷料覆盖
↓
套环形圈容器
↓
固定容器包

开放性气胸
↓
将开放伤口变为闭合伤
↓
保鲜膜或清洁敷料覆盖
↓
宽布带固定
↓
胸部包扎

伤口异物
↓
不拔出异物
↓
绷带卷或布带沿躯干、肢体纵轴固定
↓
三角巾穿洞，套过异物外露处

肢体离断伤

处理患者
↓
宽大敷料覆盖伤肢
↓
包扎残端
↓
必要时止血
↓
大悬臂

处理离断肢
↓
敷料包裹断肢
↓
放入塑料袋
↓
再放入装有冰块的容器中，保持在2~3℃环境
↓
与患者一到送医院

观察生命体征

第五章
意外伤害应对(技能 13)

一、淹 溺

现场救护原则

1. 水中救护

扫一扫 跟我学

意外伤害应对

(1)高声呼救获得帮助,启动 EMSS。

(2)充分做好自我防护,量力而行,不要贸然跳入水中。

(3)迅速从后面接近落水者,避免被落水者抓住。

(4)双手托住落水者的头部,采用仰泳姿势(以利于呼吸),将其带至安全处。

(5)必要时进行口对口的人工呼吸。

2. 岸上救护

(1)启动 EMSS。

(2)确保环境安全,充分做好自我防护。

(3)将淹溺者置侧卧位,清理口鼻异物,无须倒水。

(4)判断淹溺者的呼吸心跳,无呼吸心跳者,立即给予 2 次人工吹气,然后做胸外心脏按压(此时采用 ABC 流程)。

(5)5 个循环后判断复苏效果。有条件应尽早使用 AED

进行心脏电除颤。

(6)有呼吸心跳的淹溺者,清除其口鼻异物,保证呼吸通畅,密切观察呼吸和心跳变化。

(7)清醒的淹溺者,可协助其自行采用催吐方法排出胃内水。

二、电 击 伤

现场救护原则

1. 迅速切断电源,或用干木棍、竹竿等绝缘物体将电线挑开。在确定患者不带电的情况下立即救护。

2. 在浴室或潮湿的地方,救助者要穿绝缘胶鞋,戴胶皮手套或在干燥木板上以保护自身安全。

3. 紧急呼救,寻求帮助,启动 EMSS。

4. 立即给心跳呼吸骤停者进行心肺复苏,直到专业人员到达现场。有条件应尽早使用 AED 进行心脏电除颤。

5. 烧伤局部应进行创面的简单包扎,再送医院救治。

6. 所有电击伤者都应该去医院诊治。

三、犬 咬 伤

现场救护原则

1. 排除危险因素,救助者带双层橡胶手套进行伤口处置。

2. 立即用肥皂水或流动清水冲洗伤口至少 15 分钟。

3. 不包扎伤口,立即到疾控中心注射狂犬疫苗和破伤风抗毒素。

4. 对于暴露的伤口,必须立即到医院就诊。

四、蛇 咬 伤

现场救护原则

1. 被蛇咬伤后不要大声呼叫或奔跑,避免加速蛇毒的吸收和扩散。

2. 放低伤口、制动,切勿自行切开、吸吮或挤压伤口。

3. 咬伤部位若是四肢,应立即用皮带、鞋带、布条在肢体近心端进行环形包扎,每隔 20 分钟放松 1~2 分钟。

4. 用盐水、肥皂水或清水冲洗伤口。有条件可做局部冷敷。

5. 记录蛇的资料,在不能确定是否为毒蛇的情况下都按毒蛇咬伤的方法处理。

6. 立即拨打急救电话,迅速送往有条件的医院救治。

五、烧 烫 伤

1. 烧伤分为三度
(1) Ⅰ度(红斑性烧伤)
(2)浅Ⅱ度(水疱性烧伤)

（3）深Ⅱ度

（4）Ⅲ度

2. 现场救护原则

（1）先去除受伤原因，脱离现场，保护创面，维持呼吸道通畅。

（2）立即冷水持续冲洗或浸泡伤处降温；避免用冰块直接冷敷，同时紧急呼救，启动 EMSS。

（3）迅速剪开取下伤处的衣裤、袜类，不可强行剥脱，尽快取下受伤处的饰物。

（4）Ⅰ度烧烫伤可涂外用烧烫伤药膏，一般 3~7 天可治愈。

（5）Ⅱ度烧烫伤，表皮水疱不要刺破，不要在创面上涂抹任何油脂或药膏，应用清洁的敷料或保鲜膜覆盖伤处，保护创面，防止感染，并立即送医。

（6）严重口渴者，可服用淡盐水。

（7）窒息者可行人工呼吸，再转送医院治疗。

六、急性中毒

现场救护原则

1. 评估环境安全，做好自我防护，尤其是救护气体中毒的人员时危险最大。

2. 立即拨打急救电话，启动 EMSS。

3. 迅速将中毒者脱离中毒环境。

4. 保持呼吸道畅通。

5. 经口误服者可立即催吐。神志不清、惊厥及误服强酸强碱者不能催吐。不能因为催吐耽误去医院时间。

6. 清除残留毒物,皮肤污染者应迅速脱去污染衣物,用大量流动的清水冲洗。污染眼睛者注意冲洗眼睛。

7. 保留好相关物品,供医学检查,明确诊断。

8. 及时送医院作进一步处理。

第六章
常见急症处理(技能 14)

一、高危头痛

1. 高危头痛的主要表现 突然发作的、剧烈的、难以忍受的头痛常常提示高危头痛。

2. 急救原则

(1) 如患者清醒,应立即到医院就诊,查明原因行对症处理。

(2) 如患者出现意识不清,应将其侧卧或平卧时头偏向一侧,防止呕吐物误吸。

(3) 立即拨打急救电话,启动 EMSS。

二、晕 厥

1. 主要表现

(1) 突然昏倒,短暂的意识丧失,但无抽搐现象。

(2) 发作前会感到头晕、恶心,眼前发黑。

(3)面色苍白、四肢发凉、脉搏细弱、血压下降。

(4)晕厥发生常与环境、情绪有关。

2. 急救原则

(1)保持镇定,不要惊慌失措。

(2)迅速让患者平卧,解开衣领和腰带,头部略放低,偏向一侧防止呕吐物误吸。

(3)如短时间内患者未恢复清醒,应检查患者呼吸和脉搏,必要时进行心肺复苏,并启动 EMSS。

(4)确保患者有足够的新鲜空气,注意保暖,维持患者呼吸道通畅。

(5)有条件的应给予氧气,监测呼吸、脉搏和血压。

(6)检查患者是否有其他创伤,并进行相应的急救处理。

三、胸　痛

1. 主要表现

(1)急性冠脉综合征:包括心绞痛和心肌梗死,心绞痛的表现往往是在情绪激动、受寒、饱餐的情况下出现的心前区闷胀不适,一般持续 3~5 分钟,最长不超过 10 分钟,常发散到左侧手臂内侧、肩部、下颌、咽喉部、背部,可通过休息和舌下含化硝酸甘油缓解。心肌梗死的表现与心绞痛相似,但持续时间长,一般超过半小时以上,常伴有恶心、呕吐、气促及出冷汗等症状。

(2)主动脉夹层:常表现为胸部(但也可始于背部)突发

的尖锐、剧烈的撕裂样或撕扯样疼痛，并可迁移或放射至胸部、背部或腹部的其他区域，具体取决于受累主动脉的位置及夹层的撕裂程度。

(3)肺栓塞：突然发生不明原因的虚脱、面色苍白、出冷汗、呼吸困难、胸痛、咳嗽等症状，甚至晕厥、咯血。

(4)气胸：突发性胸痛，继之有胸闷和呼吸困难，并可有刺激性咳嗽。

2. 急救原则

(1)立即拨打急救电话，启动 EMSS。

(2)患者应停止一切活动，半坐卧或平卧休息，保持平静。

(3)救助者不要惊慌，不要搬动、背负或搀扶患者勉强行走去医院。

(4)解开患者衣领和腰带。

(5)如患者出现面色苍白、手足湿冷、心跳加快等情况，多表明已发生休克，此时应保证患者呼吸道畅通。

(6)昏迷的患者很容易发生呼吸道梗阻，所以首先要注意清理患者呼吸道里的分泌物、呕吐物或其他异物，并采用仰头举颏法打开气道。

(7)如果出现心跳骤停，应立即进行心肺复苏。

四、抽　搐

1. 主要表现　抽搐发作时，患者可能会因为意识丧失突然摔倒在地上,导致摔伤,造成骨折、脑外伤;突然牙关紧闭咬破舌头;胸部肌肉抽搐导致呼吸障碍。妊娠后期发生抽搐,是子痫的信号,必须及时终止妊娠,否则母子危险。婴幼儿高热惊厥,不及时处理,有可能遗留神经系统后遗症。

2. 急救原则

(1)立即解开领扣和腰带,保持气道通畅,同时将头偏向一侧,或将患者下颌托起,防止舌后坠而阻塞呼吸道。

(2)保持环境安静,避免刺激。对抽搐肢体进行保护或适当约束,防止患者在剧烈抽搐时与周围硬物碰撞致伤,但绝不可用强力把抽搐的肢体压住,以免引起骨折。

(3)抽搐不止者,应立即拨打急救电话,送医院救治。